DIETA DASH 2021

RICETTE FACILI E GUSTOSE PER ACCELERARE LA PERDITA DI

PESO E PREVENIRE IL DIABETE

LUCIA GIGLI

Sommario

Avena al burro di arachidi

Tempo di preparazione: 6 ore e 10 minuti

Tempo di cottura: 0 minuti
Porzioni: 1

Ingredienti:
- 1 cucchiaio di semi di chia
- ½ tazza di latte di mandorle
- 2 cucchiai di burro di arachidi naturale
- 1 cucchiaio di stevia
- ½ tazza di avena senza glutine
- 2 cucchiai di lamponi

Indicazioni:
1. In un barattolo di vetro unire l'avena con i semi di chia e gli altri ingredienti tranne i lamponi, mescolare un po ', coprire e conservare in frigorifero per 6 ore.
2. Completare con i lamponi e servire a colazione.

Nutrizione: calorie 454, grassi 23,9, fibre 12, carboidrati 50,9, proteine 14,6

Focaccine con noci e frutta

Tempo di preparazione: 10 minuti
Tempo di cottura: 12 minuti
Porzioni: 8

Ingredienti:
- 2 tazze di farina di mandorle
- ½ cucchiaino di bicarbonato di sodio
- ¼ di tazza di mirtilli rossi, essiccati
- ¼ di tazza di semi di girasole
- ¼ di tazza di albicocche, tritate
- ¼ di tazza di noci tritate
- ¼ di tazza di semi di sesamo
- 2 cucchiai di stevia
- 1 uovo, sbattuto

Indicazioni:
1. In una ciotola unire la farina con il bicarbonato di sodio, i mirtilli rossi e gli altri ingredienti e mescolare bene.
2. Formare una pasta quadrata, stenderla su un piano di lavoro infarinato e tagliarla in 16 quadrati.
3. Disporre i quadrati su una teglia rivestita di carta forno e infornare le focaccine a 350 gradi per 12 minuti.
4. Servi le focaccine per colazione.

Nutrizione: calorie 238, grassi 19,2, fibre 4.1, carboidrati 8.6, proteine 8.8

biscotti alla banana

Tempo di preparazione: 10 minuti
Tempo di cottura: 15 minuti
Porzioni: 12

Ingredienti:
- 1 tazza di burro di mandorle
- ¼ di tazza di stevia
- 1 cucchiaino di estratto di vaniglia
- 2 banane, sbucciate e schiacciate
- 2 tazze di avena senza glutine
- 1 cucchiaino di cannella in polvere
- 1 tazza di mandorle tritate
- ½ tazza di uvetta

Indicazioni:
1. In una ciotola unire il burro con la stevia e gli altri ingredienti e mescolare bene con uno sbattitore a mano.
2. Versare degli stampini medi di questo composto su una teglia rivestita di carta forno e appiattirli un po '.
3. Cuocili a 325 gradi F per 15 minuti e servi per colazione.

Nutrizione: calorie 280, grassi 16, fibre 4, carboidrati 29, proteine 8

Avena di mele

Tempo di preparazione: 10 minuti
Tempo di cottura: 7 ore
Porzioni: 4

Ingredienti:

- 2 mele, private del torsolo, sbucciate e tagliate a cubetti
- 1 tazza di avena senza glutine
- 1 tazza e ½ d'acqua
- 1 tazza e ½ di latte di mandorle
- 2 cucchiai di sterzata
- 2 cucchiai di burro di mandorle
- ½ cucchiaino di cannella in polvere
- 1 cucchiaio di semi di lino, macinati
- Spray da cucina

Indicazioni:

1. Ungere una pentola a cottura lenta con lo spray da cucina e unire l'avena con l'acqua e gli altri ingredienti all'interno.
2. Mescolare un po 'e cuocere a Bassa per 7 ore.
3. Divideteli in ciotole e servite per colazione.

Nutrizione: calorie 149, grassi 3,6, fibre 3,9, carboidrati 27,3, proteine 4,9

Muffin ai mirtilli

Tempo di preparazione: 10 minuti
Tempo di cottura: 25 minuti
Porzioni: 12

Ingredienti:

- 2 banane, sbucciate e schiacciate
- 1 tazza di latte di mandorle
- 1 cucchiaino di estratto di vaniglia
- ¼ di tazza di sciroppo d'acero puro
- 1 cucchiaino di aceto di mele
- ¼ di tazza di olio di cocco, sciolto
- 2 tazze di farina di mandorle
- 4 cucchiai di zucchero di cocco
- 2 cucchiaini di cannella in polvere
- 2 cucchiaini di lievito in polvere
- 2 tazze di mirtilli
- ½ cucchiaino di bicarbonato di sodio
- ½ tazza di noci tritate

Indicazioni:

1. In una ciotola unire le banane con il latte di mandorle, la vaniglia e gli altri ingredienti e frullare bene.
2. Dividere il composto in 12 stampini per muffin e infornare a 350 gradi F per 25 minuti.
3. Servi i muffin a colazione.

Nutrizione: calorie 180, grassi 5, fibre 2, carboidrati 31, proteine 4

Crepes al cocco

Tempo di preparazione: 10 minuti
Tempo di cottura: 6 minuti
Porzioni: 12

Ingredienti:
- 1 tazza di farina di mandorle
- 1 cucchiaio di semi di lino, macinati
- 2 tazze di latte di cocco
- 2 cucchiai di olio di cocco, sciolto
- 1 cucchiaino di cannella in polvere
- 2 cucchiaini di stevia

Indicazioni:
1. In una ciotola unire la farina con i semi di lino, il latte, metà dell'olio, la cannella e la stevia e frullare bene.
2. Riscaldare una padella con il resto dell'olio a fuoco medio, aggiungere ¼ di tazza di pastella per crepes, distribuire nella padella, cuocere per 2-3 minuti per lato e trasferire su un piatto.
3. Ripeti con il resto della pastella delle crepes e servile a colazione.

Nutrizione: calorie 71, grassi 3, fibre 1, carboidrati 8, proteine 1

Pancakes ai mirtilli

Tempo di preparazione: 10 minuti
Tempo di cottura: 7 minuti
Porzioni: 12

Ingredienti:
- 2 uova sbattute
- 4 cucchiai di latte di mandorle
- 1 tazza di yogurt intero
- 3 cucchiai di burro di cocco, sciolto
- ½ cucchiaino di estratto di vaniglia
- 1 tazza e ½ di farina di mandorle
- 2 cucchiai di stevia
- 1 tazza di mirtilli
- 1 cucchiaio di olio di avocado

Indicazioni:
1. In una ciotola unire le uova con il latte di mandorle e gli altri ingredienti tranne l'olio e frullare bene.
2. Riscaldare una padella con l'olio a fuoco medio, aggiungere ¼ di tazza di pastella, distribuire nella padella, cuocere per 4 minuti, capovolgere, cuocere ancora per 3 minuti e trasferire su un piatto.
3. Ripeti con il resto della pastella e servi le frittelle per colazione.

Nutrizione: calorie 64, grassi 4.4, fibre 1.1, carboidrati 4.7, proteine 1.8

Semifreddo Di Zucca

Tempo di preparazione: 10 minuti
Tempo di cottura: 0 minuti
Porzioni: 4

Ingredienti:
- ¼ di tazza di anacardi
- ½ tazza di acqua
- 2 cucchiaini di spezie per torta di zucca
- 2 tazze di purea di zucca
- 2 cucchiai di sciroppo d'acero
- 1 pera, privata del torsolo, sbucciata e tritata
- 2 tazze di yogurt al cocco

Indicazioni:
1. In un frullatore, unire gli anacardi con l'acqua e gli altri ingredienti tranne lo yogurt e frullare bene.
2. Dividete lo yogurt in ciotole, dividete anche la crema di zucca e servite.

Nutrizione: calorie 200, grassi 6.4, fibre 5.1, carboidrati 32.9, proteine 5.5

cialde di patate dolci

Tempo di preparazione: 10 minuti
Tempo di cottura: 10 minuti
Porzioni: 6

Ingredienti:
- ½ tazza di patate dolci, cotte, sbucciate e grattugiate
- 1 tazza di latte di mandorle
- 1 tazza di avena senza glutine
- 2 uova sbattute
- 1 cucchiaio di miele
- ¼ di cucchiaino di lievito in polvere
- 1 cucchiaio di olio d'oliva
- Spray da cucina

Indicazioni:
1. In una ciotola unire la patata dolce con il latte di mandorle e il resto degli ingredienti tranne lo spray da cucina e frullare bene.
2. Ungere la piastra per cialde con lo spray da cucina e versare 1/3 della pastella in ogni stampo.
3. Cuocere i waffle per 3-4 minuti e servirli per colazione.

Nutrizione: calorie 352, grassi 22,4, fibre 6,7, carboidrati 33,4, proteine 8,4

Toast francese

Tempo di preparazione: 10 minuti
Tempo di cottura: 5 minuti
Porzioni: 2

Ingredienti:
- 4 fette di pane integrale
- 2 cucchiai di zucchero di cocco
- ½ tazza di latte di cocco
- 2 uova sbattute
- 1 cucchiaino di estratto di vaniglia
- Spray da cucina

Indicazioni:
1. In una ciotola unire lo zucchero con il latte, le uova e la vaniglia e frullare bene.
2. Immergi ogni fetta di pane in questo mix.
3. Riscaldare una padella unta di spray da cucina a fuoco medio, aggiungere il French toast, cuocere per 2-3 minuti per lato, dividere tra i piatti e servire a colazione.

Nutrizione: calorie 508, grassi 30,8, fibre 7,1, carboidrati 55,1, proteine 16,2

Avena al cacao

Tempo di preparazione: 10 minuti
Tempo di cottura: 20 minuti
Porzioni: 4

Ingredienti:
- 2 tazze di latte di mandorle
- 1 tazza di avena vecchio stile
- 2 cucchiai di zucchero di cocco
- 1 cucchiaino di cacao in polvere
- 2 cucchiaini di estratto di vaniglia

Indicazioni:
1. Riscaldare una pentola con il latte a fuoco medio, aggiungere l'avena e gli altri ingredienti, portare a ebollizione e cuocere per 20 minuti.
2. Dividi l'avena in ciotole e servi calda per colazione.

Nutrizione: calorie 406, grassi 30, fibre 4.8, carboidrati 30,2, proteine 6

Farina d'avena al mango

Tempo di preparazione: 10 minuti
Tempo di cottura: 20 minuti
Porzioni: 4

Ingredienti:
- 2 tazze di latte di cocco
- 1 tazza di avena vecchio stile
- 1 tazza di mango, sbucciato e tagliato a cubetti
- 3 cucchiai di burro di mandorle
- 2 cucchiai di zucchero di cocco
- ½ cucchiaino di estratto di vaniglia

Indicazioni:
1. Mettere il latte in una pentola, scaldarlo a fuoco medio, aggiungere l'avena e gli altri ingredienti, mescolare, portare a ebollizione e cuocere per 20 minuti.
2. Mescolate la farina d'avena, dividetela in ciotole e servite.

Nutrizione: calorie 531, grassi 41,8, fibre 7,5, carboidrati 42,7, proteine 9.3

Farina d'avena con ciliegie e pere

Tempo di preparazione: 10 minuti
Tempo di cottura: 10 minuti
Porzioni: 6

Ingredienti:
- 2 tazze di avena vecchio stile
- 3 tazze di latte di mandorle
- 2 cucchiai e mezzo di cacao in polvere
- 1 cucchiaino di estratto di vaniglia
- 10 once di ciliegie, snocciolate
- 2 pere, private del torsolo, sbucciate e tagliate a cubetti

Indicazioni:
1. Nella pentola a pressione, unisci l'avena con il latte e gli altri ingredienti, mescola, copri e cuoci a fuoco alto per 10 minuti.
2. Rilasciare la pressione naturalmente per 10 minuti, mescolare ancora una volta la farina d'avena, dividerla in ciotole e servire.

Nutrizione: calorie 477, grassi 30,7, fibre 8,3, carboidrati 49,6, proteine 7

Ciotole di noci pecan e arance

Tempo di preparazione: 10 minuti
Tempo di cottura: 20 minuti
Porzioni: 4

Ingredienti:
- 1 tazza di avena tagliata in acciaio
- 2 tazze di succo d'arancia
- 2 cucchiai di burro di cocco, sciolto
- 2 cucchiai di stevia
- 3 cucchiai di noci pecan, tritate
- ¼ di cucchiaino di estratto di vaniglia

Indicazioni:
1. Riscaldare una pentola con il succo d'arancia a fuoco medio, unire l'avena, il burro e gli altri ingredienti, frullare, cuocere a fuoco lento per 20 minuti, dividere in ciotole e servire per colazione.

Nutrizione: calorie 288, grassi 39,1, fibre 3,4, carboidrati 48,3, proteine 4.7

Pesche e panna al forno

Tempo di preparazione: 10 minuti
Tempo di cottura: 20 minuti
Porzioni: 4

Ingredienti:
- 2 tazze di crema al cocco
- 1 cucchiaino di cannella in polvere
- 1/3 di tazza di zucchero di palma
- 4 pesche, private del nocciolo e tagliate a spicchi
- Spray da cucina

Indicazioni:
1. Ungete una teglia con lo spray da cucina e unite le pesche con gli altri ingredienti all'interno.
2. Infornate a 360 gradi per 20 minuti, dividete in ciotole e servite per colazione.

Nutrizione: calorie 338, grassi 29,2, fibre 4,9, carboidrati 21, proteine 4.2

Ciotole di mele e yogurt

Tempo di preparazione: 10 minuti
Tempo di cottura: 15 minuti
Porzioni: 4

Ingredienti:
- 1 tazza di avena tagliata in acciaio
- 1 tazza e ½ di latte di mandorle
- 1 tazza di yogurt magro
- ¼ di tazza di sciroppo d'acero
- 2 mele, private del torsolo, sbucciate e tritate
- ½ cucchiaino di cannella in polvere

Indicazioni:
1. In una pentola unire l'avena con il latte e gli altri ingredienti tranne lo yogurt, mescolare, portare a ebollizione e cuocere a fuoco medio-alto per 15 minuti.
2. Dividete lo yogurt in ciotole, dividete sopra il composto di mele e avena e servite per colazione.

Nutrizione: calorie 490, grassi 30,2, fibre 7,4, carboidrati 53,9, proteine 7

Farina d'avena di mango e melograno

Tempo di preparazione: 10 minuti
Tempo di cottura: 20 minuti
Porzioni: 4

Ingredienti:
- 3 tazze di latte di mandorle
- 1 tazza di avena tagliata in acciaio
- 1 cucchiaio di cannella in polvere
- 1 mango, sbucciato e tagliato a cubetti
- ½ cucchiaino di estratto di vaniglia
- 3 cucchiai di semi di melograno

Indicazioni:
1. Mettete il latte in una pentola e scaldatelo a fuoco medio.
2. Aggiungere l'avena, la cannella e gli altri ingredienti, mescolare, cuocere a fuoco lento per 20 minuti, dividere in ciotole e servire per colazione.

Nutrizione: calorie 568, grassi 44,6, fibre 7,5, carboidrati 42,5, proteine 7,8

Ciotole di semi di chia e melograno

Tempo di preparazione: 10 minuti
Tempo di cottura: 20 minuti
Porzioni: 4

Ingredienti:
- ½ tazza di avena tagliata in acciaio
- 2 tazze di latte di mandorle
- ¼ di tazza di semi di melograno
- 4 cucchiai di semi di chia
- 1 cucchiaino di estratto di vaniglia

Indicazioni:
1. Mettere il latte in una pentola, portare a ebollizione a fuoco medio, aggiungere l'avena e gli altri ingredienti, portare a ebollizione e cuocere per 20 minuti.
2. Dividete il composto in ciotole e servite per colazione.

Nutrizione: calorie 462, grassi 38, fibre 13,5, carboidrati 27,1, proteine 8.8

Hash di uova e carote

Tempo di preparazione: 10 minuti
Tempo di cottura: 20 minuti
Porzioni: 4

Ingredienti:
- 2 carote, sbucciate e tagliate a cubetti
- 1 cucchiaio di olio d'oliva
- 1 cipolla gialla, tritata
- 1 tazza di formaggio cheddar a basso contenuto di grassi, sminuzzato
- 8 uova, sbattute
- 1 tazza di latte di cocco
- Un pizzico di sale e pepe nero

Indicazioni:
1. Scaldare una padella con l'olio a fuoco medio, aggiungere la cipolla e le carote, mescolare e far rosolare per 5 minuti.
2. Aggiungere le uova e gli altri ingredienti, mescolare, cuocere per 15 minuti mescolando spesso, dividere tra i piatti e servire.

Nutrizione: calorie 431, grassi 35,9, fibre 2,7, carboidrati 10, proteine 20

Frittata Di Peperoni

Tempo di preparazione: 10 minuti
Tempo di cottura: 15 minuti
Porzioni: 4

Ingredienti:

- 4 uova sbattute
- Un pizzico di pepe nero
- ¼ di tazza di pancetta a basso contenuto di sodio, tritata
- 1 cucchiaio di olio d'oliva
- 1 tazza di peperoni rossi, tritati
- 4 cipollotti, tritati
- ¾ tazza di formaggio magro, sminuzzato

Indicazioni:

1. Riscaldare una padella con l'olio a fuoco medio, aggiungere i cipollotti e i peperoni, mescolare e cuocere per 5 minuti.
2. Aggiungere le uova e gli altri ingredienti, mescolare, distribuire nella padella, cuocere per 5 minuti, girare, cuocere per altri 5 minuti, dividere tra i piatti e servire.

Nutrizione: calorie 288, grassi 18, fibre 0,8, carboidrati 4, proteine 13,4

Frittata al prezzemolo

Tempo di preparazione: 10 minuti
Tempo di cottura: 20 minuti
Porzioni: 4

Ingredienti:
- Un pizzico di pepe nero
- 4 uova sbattute
- 2 cucchiai di prezzemolo tritato
- 1 cucchiaio di formaggio magro, sminuzzato
- 1 cipolla rossa, tritata
- 1 cucchiaio di olio d'oliva

Indicazioni:
1. Scaldare una padella con l'olio a fuoco medio, aggiungere la cipolla e il pepe nero, mescolare e far rosolare per 5 minuti.
2. Aggiungere le uova mescolate agli altri ingredienti, spalmare nella teglia, introdurre in forno e cuocere a 360 gradi per 15 minuti.
3. Dividete la frittata tra i piatti e servite.

Nutrizione: calorie 112, grassi 8.5, fibre 0.7, carboidrati 3.1, proteine 6.3

Uova e Carciofi Al Forno

Tempo di preparazione: 5 minuti
Tempo di cottura: 20 minuti
Porzioni: 4

Ingredienti:

- 4 uova
- 4 fette di formaggio cheddar magro, sminuzzato
- 1 cipolla gialla, tritata
- 1 cucchiaio di olio di avocado
- 1 cucchiaio di coriandolo tritato
- 1 tazza di carciofi in scatola senza sale, scolati e tritati

Indicazioni:

1. Ungere 4 stampini con l'olio, dividere la cipolla in ciascuno, rompere un uovo in ogni stampino, aggiungere i carciofi e guarnire con coriandolo e formaggio cheddar.
2. Introdurre gli stampini nel forno e infornare a 380 gradi per 20 minuti.
3. Servi le uova al forno per colazione.

Nutrizione: calorie 178, grassi 10.9, fibre 2.9, carboidrati 8.4, proteine 14.2

Casseruola Di Fagioli E Uova

Tempo di preparazione: 10 minuti
Tempo di cottura: 30 minuti
Porzioni: 8

Ingredienti:
- 8 uova, sbattute
- 2 cipolle rosse, tritate
- 1 peperone rosso, tritato
- 4 once di fagioli neri in scatola, senza sale aggiunto, scolati e sciacquati
- ½ tazza di cipolle verdi, tritate
- 1 tazza di mozzarella a basso contenuto di grassi, sminuzzata
- Spray da cucina

Indicazioni:
1. Ungete una teglia da forno con lo spray da cucina e distribuite nella teglia i fagioli neri, le cipolle, le cipolle verdi e il peperone.
2. Aggiungere le uova mescolate al formaggio, introdurre in forno e infornare a 380 gradi per 30 minuti.
3. Dividete il composto tra i piatti e servite per colazione.

Nutrizione: calorie 140, grassi 4,7, fibre 3,4, carboidrati 13,6, proteine 11,2

Curcuma Formaggio Scramble

Tempo di preparazione: 10 minuti
Tempo di cottura: 15 minuti
Porzioni: 4

Ingredienti:
- 3 cucchiai di mozzarella a basso contenuto di grassi, sminuzzata
- Un pizzico di pepe nero
- 4 uova sbattute
- 1 peperone rosso, tritato
- 1 cucchiaino di curcuma in polvere
- 1 cucchiaio di olio d'oliva
- 2 scalogni, tritati

Indicazioni:
1. Scaldare una padella con l'olio a fuoco medio, aggiungere lo scalogno e il peperone, mescolare e far rosolare per 5 minuti.
2. Aggiungere le uova mescolate al resto degli ingredienti, mescolare, cuocere per 10 minuti, dividere il tutto tra i piatti e servire.

Nutrizione: calorie 138, grassi 8, fibre 1.3, carboidrati 4.6, proteine 12

Hash Browns e Veggies

Tempo di preparazione: 10 minuti
Tempo di cottura: 20 minuti
Porzioni: 4

Ingredienti:

- 1 cucchiaio di olio d'oliva
- 4 uova sbattute
- 1 tazza di patate fritte
- ½ tazza di formaggio cheddar senza grassi, sminuzzato
- 1 cipolla gialla piccola, tritata
- Un pizzico di pepe nero
- ½ peperone verde, tritato
- ½ peperone rosso, tritato
- 1 carota, tritata
- 1 cucchiaio di coriandolo tritato

Indicazioni:

1. Riscaldare una padella con l'olio a fuoco medio-alto, aggiungere la cipolla e le patate fritte e cuocere per 5 minuti.
2. Aggiungere i peperoni e le carote, mescolare e cuocere per altri 5 minuti.
3. Aggiungere le uova, il pepe nero e il formaggio, mescolare e cuocere per altri 10 minuti.
4. Aggiungere il coriandolo, mescolare, cuocere ancora per un paio di secondi, dividere il tutto tra i piatti e servire per colazione.

Nutrizione: calorie 277, grassi 17,5, fibre 2,7, carboidrati 19,9, proteine 11

Risotto all'erba cipollina

Tempo di preparazione: 10 minuti
Tempo di cottura: 25 minuti
Porzioni: 4

Ingredienti:
- 3 fette di pancetta, a basso contenuto di sodio, tritate
- 1 cucchiaio di olio di avocado
- 1 tazza di riso bianco
- 1 cipolla rossa, tritata
- 2 tazze di brodo di pollo a basso contenuto di sodio
- 2 cucchiai di parmigiano magro, grattugiato
- 1 cucchiaio di erba cipollina tritata
- Un pizzico di pepe nero

Indicazioni:
1. Scaldare una padella con l'olio a fuoco medio-alto, aggiungere la cipolla e la pancetta, mescolare e cuocere per 5 minuti.
2. Aggiungere il riso e gli altri ingredienti, mescolare, portare a ebollizione e cuocere a fuoco medio per 20 minuti.
3. Mescolate il composto, dividetelo in ciotole e servite per colazione.

Nutrizione: calorie 271, grassi 7.2, fibre 1.4, carboidrati 40, proteine 9.9

Quinoa Cannella Pistacchio

Tempo di preparazione: 5 minuti
Tempo di cottura: 10 minuti
Porzioni: 4

Ingredienti:
- 1 tazza e ½ d'acqua
- 1 cucchiaino di cannella in polvere
- 1 tazza e ½ di quinoa
- 1 tazza di latte di mandorle
- 1 cucchiaio di zucchero di cocco
- ¼ di tazza di pistacchi tritati

Indicazioni:
1. Mettere in una pentola l'acqua e il latte di mandorle, portare a ebollizione a fuoco medio, unire la quinoa e gli altri ingredienti, frullare, cuocere per 10 minuti, dividere in ciotole, raffreddare e servire per colazione.

Nutrizione: calorie 222, grassi 16,7, fibre 2,5, carboidrati 16,3, proteine 3,9

Mix di Yogurt alle Ciliegie

Tempo di preparazione: 10 minuti
Tempo di cottura: 0 minuti
Porzioni: 4

Ingredienti:
- 4 tazze di yogurt magro
- 1 tazza di ciliegie, snocciolate e tagliate a metà
- 4 cucchiai di zucchero di cocco
- ½ cucchiaino di estratto di vaniglia

Indicazioni:
1. In una ciotola unire lo yogurt con le ciliegie, lo zucchero e la vaniglia, mescolare e tenere in frigo per 10 minuti.
2. Dividete in ciotole e servite a colazione.

Nutrizione: calorie 145, grassi 0, fibre 0,1, carboidrati 29, proteine 2.3

Miscela di prugne e cocco

Tempo di preparazione: 10 minuti
Tempo di cottura: 15 minuti
Porzioni: 4

Ingredienti:
- 4 prugne, snocciolate e tagliate a metà
- 3 cucchiai di olio di cocco, sciolto
- ½ cucchiaino di cannella in polvere
- 1 tazza di crema al cocco
- ¼ di tazza di cocco non zuccherato, sminuzzato
- 2 cucchiai di semi di girasole, tostati

Indicazioni:
1. In una pirofila unire le prugne con l'olio, la cannella e gli altri ingredienti, introdurre in forno e infornare a 380 gradi per 15 minuti.
2. Dividete il tutto in ciotole e servite.

Nutrizione: calorie 282, grassi 27,1, fibre 2,8, carboidrati 12,4, proteine 2,3

Yogurt alle mele

Tempo di preparazione: 10 minuti
Tempo di cottura: 0 minuti
Porzioni: 4

Ingredienti:
- 6 mele, private del torsolo e frullate
- 1 tazza di succo di mela naturale
- 2 cucchiai di zucchero di cocco
- 2 tazze di yogurt magro
- 1 cucchiaino di cannella in polvere

Indicazioni:
1. In una ciotola unire le mele con il succo di mela e gli altri ingredienti, mescolare, dividere in ciotole e tenere in frigo per 10 minuti prima di servire.

Nutrizione: calorie 289, grassi 0,6, fibre 8,7, carboidrati 68,5, proteine 3,9

Ciotole di fragole e avena

Tempo di preparazione: 10 minuti
Tempo di cottura: 20 minuti
Porzioni: 4

Ingredienti:

- 1 tazza e ½ di avena senza glutine
- 2 tazze e ¼ di latte di mandorle
- ½ cucchiaino di estratto di vaniglia
- 2 tazze di fragole, affettate
- 2 cucchiai di zucchero di cocco

Indicazioni:

1. Mettere il latte in una pentola, portare a ebollizione a fuoco medio, aggiungere l'avena e gli altri ingredienti, mescolare, cuocere per 20 minuti, dividere in ciotole e servire per colazione.

Nutrizione: calorie 216, grassi 1,5, fibre 3,4, carboidrati 39,5, proteine 10,4

Acero Peach Mix

Tempo di preparazione: 10 minuti
Tempo di cottura: 15 minuti
Porzioni: 4

Ingredienti:
- 4 pesche, private del torsolo e tagliate a spicchi
- ¼ di tazza di sciroppo d'acero
- ¼ di cucchiaino di estratto di mandorle
- ½ tazza di latte di mandorle

Indicazioni:
1. Mettere il latte di mandorle in una pentola, portare a ebollizione a fuoco medio, unire le pesche e gli altri ingredienti, mescolare, cuocere per 15 minuti, dividere in ciotole e servire per colazione.

Nutrizione: calorie 180, grassi 7,6, fibre 3, carboidrati 28,9, proteine 2,1

Riso alla cannella e datteri

Tempo di preparazione: 10 minuti
Tempo di cottura: 20 minuti
Porzioni: 4

Ingredienti:

- 1 tazza di riso bianco
- 2 tazze di latte di mandorle
- 4 datteri, tritati
- 2 cucchiai di cannella in polvere
- 2 cucchiai di zucchero di cocco

Indicazioni:

1. In una pentola unire il riso con il latte e gli altri ingredienti, portare a ebollizione e cuocere a fuoco medio per 20 minuti.
2. Mescolate ancora il composto, dividetelo in ciotole e servite per colazione.

Nutrizione: calorie 516, grassi 29, fibre 3,9, carboidrati 59,4, proteine 6,8

Yogurt ai Fichi, Pere e Melograno

Tempo di preparazione: 10 minuti
Tempo di cottura: 0 minuti
Porzioni: 4

Ingredienti:
- 1 tazza di fichi, tagliati a metà
- 1 pera, privata del torsolo e tagliata a cubetti
- ½ tazza di semi di melograno
- ½ tazza di zucchero di cocco
- 2 tazze di yogurt magro

Indicazioni:
1. In una ciotola unire i fichi allo yogurt e agli altri ingredienti, mescolare, dividere in ciotole e servire per colazione.

Nutrizione: calorie 223, grassi 0,5, fibre 6,1, carboidrati 52, proteine 4,5

Porridge di fragole alla noce moscata

Tempo di preparazione: 10 minuti
Tempo di cottura: 20 minuti
Porzioni: 4

Ingredienti:
- 4 tazze di latte di cocco
- 1 tazza di farina di mais
- 1 cucchiaino di estratto di vaniglia
- 1 tazza di fragole, tagliate a metà
- ½ cucchiaino di noce moscata, macinata

Indicazioni:
1. Mettere il latte in una pentola, portare a ebollizione a fuoco medio, aggiungere la farina di mais e gli altri ingredienti, mescolare, cuocere per 20 minuti e togliere dal fuoco.
2. Dividete il porridge tra i piatti e servite per colazione.

Nutrizione: calorie 678, grassi 58,5, fibre 8,3, carboidrati 39,8, proteine 8,2

Riso cremoso e frutti di bosco

Tempo di preparazione: 10 minuti
Tempo di cottura: 20 minuti
Porzioni: 4

Ingredienti:
- 1 tazza di riso integrale
- 2 tazze di latte di cocco
- 1 cucchiaio di cannella in polvere
- 1 tazza di more
- ½ tazza di crema di cocco, non zuccherata

Indicazioni:
1. Mettere il latte in una pentola, portare a ebollizione a fuoco medio, aggiungere il riso e gli altri ingredienti, cuocere per 20 minuti e dividere in ciotole.
2. Servire caldo per colazione.

Nutrizione: calorie 469, grassi 30,1, fibre 6,5, carboidrati 47,4, proteine 7

Riso Alla Vaniglia Al Cocco

Tempo di preparazione: 10 minuti
Tempo di cottura: 20 minuti
Porzioni: 6

Ingredienti:
- 2 tazze di latte di cocco
- 1 tazza di riso basmati
- 2 cucchiai di zucchero di cocco
- ¾ tazza di crema al cocco
- 1 cucchiaino di estratto di vaniglia

Indicazioni:
1. In una pentola unire il latte al riso e agli altri ingredienti, mescolare, portare a ebollizione e cuocere a fuoco medio per 20 minuti.
2. Mescolate ancora il composto, dividetelo in ciotole e servite per colazione.

Nutrizione: calorie 462, grassi 25,3, fibre 2,2, carboidrati 55,2, proteine 4,8

Riso al cocco e ciliegie

Tempo di preparazione: 10 minuti
Tempo di cottura: 25 minuti
Porzioni: 4

Ingredienti:
- 1 cucchiaio di cocco, sminuzzato
- 2 cucchiai di zucchero di cocco
- 1 tazza di riso bianco
- 2 tazze di latte di cocco
- ½ cucchiaino di estratto di vaniglia
- ¼ di tazza di ciliegie, snocciolate e tagliate a metà
- Spray da cucina

Indicazioni:
1. Mettere il latte in una pentola, aggiungere lo zucchero e il cocco, mescolare e portare a ebollizione a fuoco medio.
2. Aggiungere il riso e gli altri ingredienti, cuocere a fuoco lento per 25 minuti mescolando spesso, dividere in ciotole e servire.

Nutrizione: calorie 505, grassi 29,5, fibre 3,4, carboidrati 55,7, proteine 6,6

Mix di riso allo zenzero

Tempo di preparazione: 10 minuti
Tempo di cottura: 25 minuti
Porzioni: 4

Ingredienti:
- 1 tazza di riso bianco
- 2 tazze di latte di mandorle
- 1 cucchiaio di zenzero, grattugiato
- 3 cucchiai di zucchero di cocco
- 1 cucchiaino di cannella in polvere

Indicazioni:
1. Mettere il latte in una pentola, portare a ebollizione a fuoco medio, unire il riso e gli altri ingredienti, mescolare, cuocere per 25 minuti, dividere in ciotole e servire.

Nutrizione: calorie 449, grassi 29, fibre 3,4, carboidrati 44,6, proteine 6,2

Casseruola Di Salsiccia Di Peperoncino

Tempo di preparazione: 10 minuti
Tempo di cottura: 35 minuti
Porzioni: 4

Ingredienti:
- 1 libbra di hash Browns
- 4 uova sbattute
- 1 cipolla rossa, tritata
- 1 peperoncino tritato
- 1 cucchiaio di olio d'oliva
- 6 once di salsiccia a basso contenuto di sodio, tritata
- ¼ di cucchiaino di peperoncino in polvere
- Un pizzico di pepe nero

Indicazioni:
1. Scaldare una padella con l'olio a fuoco medio, aggiungere la cipolla e la salsiccia, mescolare e far rosolare per 5 minuti.
2. Aggiungere le patate fritte e gli altri ingredienti tranne le uova e il pepe, mescolare e cuocere per altri 5 minuti.
3. Versare le uova mescolate con il pepe nero sul composto di salsiccia, introdurre la teglia in forno e infornare a 370 gradi per 25 minuti.
4. Dividere il mix tra i piatti e servire per la colazione,

Nutrizione: calorie 527, grassi 31,3, fibre 3,8, carboidrati 51,2, proteine 13,3

Ciotole Di Riso Ai Funghi

Tempo di preparazione: 10 minuti
Tempo di cottura: 30 minuti
Porzioni: 4

Ingredienti:
- 1 cipolla rossa, tritata
- 1 tazza di riso bianco
- 2 spicchi d'aglio, tritati
- 2 cucchiai di olio d'oliva
- 2 tazze di brodo di pollo a basso contenuto di sodio
- 1 cucchiaio di coriandolo tritato
- ½ tazza di formaggio cheddar senza grassi, grattugiato
- ½ libbra di funghi bianchi, affettati
- Torna pepe al gusto

Indicazioni:
1. Scaldare una padella con l'olio a fuoco medio, aggiungere la cipolla, l'aglio e i funghi, mescolare e cuocere per 5-6 minuti.
2. Aggiungere il riso e il resto degli ingredienti, portare a ebollizione e cuocere a fuoco medio per 25 minuti mescolando spesso.
3. Dividete il composto di riso tra le ciotole e servite per colazione.

Nutrizione: calorie 314, grassi 12,2, fibre 1,8, carboidrati 42,1, proteine 9,5

Uova Di Pomodoro E Spinaci

Tempo di preparazione: 10 minuti
Tempo di cottura: 20 minuti
Porzioni: 4

Ingredienti:
- ½ tazza di latte magro
- Pepe nero al gusto
- 8 uova, sbattute
- 1 tazza di spinaci baby, tritati
- 1 cipolla gialla, tritata
- 1 cucchiaio di olio d'oliva
- 1 tazza di pomodorini, a cubetti
- ¼ di tazza di formaggio cheddar senza grassi, grattugiato

Indicazioni:
1. Scaldare una padella con l'olio a fuoco medio, aggiungere la cipolla, mescolare e cuocere per 2-3 minuti.
2. Aggiungere gli spinaci e i pomodori, mescolare e cuocere per altri 2 minuti.
3. Aggiungere le uova mescolate con il latte e il pepe nero e mescolare delicatamente.
4. Cospargere il cheddar sopra, introdurre la padella nel forno e cuocere a 390 gradi F per 15 minuti.
5. Dividete tra i piatti e servite.

Nutrizione: calorie 195, grassi 13, fibre 1.3, carboidrati 6.8, proteine 13.7

Omelette al sesamo

Tempo di preparazione: 5 minuti
Tempo di cottura: 15 minuti
Porzioni: 4

Ingredienti:

- 4 uova sbattute
- Un pizzico di pepe nero
- 1 cucchiaio di olio d'oliva
- 1 cucchiaino di semi di sesamo
- 2 scalogni, tritati
- 1 cucchiaino di paprika dolce
- 1 cucchiaio di coriandolo tritato

Indicazioni:

1. Riscaldare una padella con l'olio a fuoco medio, aggiungere gli scalogni, mescolare e far rosolare per 2 minuti.
2. Aggiungere le uova mescolate agli altri ingredienti, mescolare un po ', stendere la frittata nella padella e cuocere per 7 minuti.
3. Girare, cuocere la frittata per altri 6 minuti, dividere tra i piatti e servire.

Nutrizione: calorie 101, grassi 8,3, fibre 0,5, carboidrati 1,4, proteine 5,9

Farina d'avena di zucchine

Tempo di preparazione: 5 minuti
Tempo di cottura: 20 minuti
Porzioni: 4

Ingredienti:

- 1 tazza di avena tagliata in acciaio
- 3 tazze di latte di mandorle
- 1 cucchiaio di burro senza grassi
- 2 cucchiaini di cannella in polvere
- 1 cucchiaino di spezie per torta di zucca
- 1 tazza di zucchine, grattugiate

Indicazioni:

1. Riscaldare una padella con il latte a fuoco medio, aggiungere l'avena e gli altri ingredienti, mescolare, portare a ebollizione e cuocere per 20 minuti mescolando di tanto in tanto.
2. Dividi la farina d'avena in ciotole e servi per colazione.

Nutrizione: calorie 508, grassi 44,5, fibre 6,7, carboidrati 27,2, proteine 7,5

Ciotola di mandorle e cocco

Tempo di preparazione: 5 minuti
Tempo di cottura: 20 minuti
Porzioni: 4

Ingredienti:

- 2 tazze di latte di cocco
- 1 tazza di cocco, sminuzzato
- ½ tazza di sciroppo d'acero
- 1 tazza di uvetta
- 1 tazza di mandorle
- ½ cucchiaino di estratto di vaniglia

Indicazioni:

1. Mettere il latte in una pentola, portare a ebollizione a fuoco medio, aggiungere il cocco e gli altri ingredienti e cuocere per 20 minuti mescolando di tanto in tanto.
2. Dividete il composto in ciotole e servite caldo per colazione.

Nutrizione: calorie 697, grassi 47,4, fibre 8,8, carboidrati 70, proteine 9,6

Insalata tiepida di ceci

Tempo di preparazione: 5 minuti
Tempo di cottura: 15 minuti
Porzioni: 4

Ingredienti:

- 2 spicchi d'aglio, tritati
- 2 pomodori, tagliati grossolanamente a cubetti
- 1 cetriolo, tagliato a cubetti
- 2 scalogni, tritati
- 2 tazze di ceci in scatola, senza sale aggiunto, scolati
- 1 cucchiaio di prezzemolo tritato
- 1/3 di tazza di menta, tritata
- 1 avocado, snocciolato, sbucciato e tagliato a dadini
- 2 cucchiai di olio d'oliva
- Succo di 1 lime
- Pepe nero al gusto

Indicazioni:

1. Scaldare una padella con l'olio a fuoco medio, aggiungere l'aglio e lo scalogno, mescolare e cuocere per 2 minuti.
2. Aggiungere i ceci e gli altri ingredienti, mescolare, cuocere per altri 13 minuti, dividere in ciotole e servire per colazione.

Nutrizione: calorie 561, grassi 23,1, fibre 22,4, carboidrati 73,1, proteine 21,8

Budino Di Miglio Al Cacao

Tempo di preparazione: 10 minuti
Tempo di cottura: 30 minuti
Porzioni: 4

Ingredienti:
- 14 once di latte di cocco
- 1 tazza di miglio
- 1 cucchiaio di cacao in polvere
- ½ cucchiaino di estratto di vaniglia

Indicazioni:
1. Mettere il latte in una pentola, portare a ebollizione a fuoco medio, aggiungere il miglio e gli altri ingredienti e cuocere per 30 minuti mescolando spesso.
2. Dividete in ciotole e servite per la colazione.

Nutrizione: calorie 422, grassi 25,9, fibre 6,8, carboidrati 42,7, proteine 8

Budino di Chia

Tempo di preparazione: 15 minuti
Tempo di cottura: 0 minuti
Porzioni: 4

Ingredienti:
- 2 tazze di latte di mandorle
- ½ tazza di semi di chia
- 2 cucchiai di zucchero di cocco
- La scorza di ½ limone grattugiata
- 1 cucchiaino di estratto di vaniglia
- ½ cucchiaino di zenzero in polvere

Indicazioni:
1. In una ciotola unire i semi di chia con il latte e gli altri ingredienti, mescolare e lasciare da parte per 15 minuti prima di servire.

Nutrizione: calorie 366, grassi 30,8, fibre 5,5, carboidrati 20,8, proteine 4,6

Budino di tapioca

Tempo di preparazione: 2 ore
Tempo di cottura: 0 minuti
Porzioni: 4

Ingredienti:

- ½ tazza di perle di tapioca
- 2 tazze di latte di cocco, caldo
- 4 cucchiaini di zucchero di cocco
- ½ cucchiaino di cannella in polvere

Indicazioni:

1. In una ciotola unire la tapioca con il latte caldo e gli altri ingredienti, mescolare e lasciare da parte per 2 ore prima di servire.
2. Divideteli in ciotoline e servite per colazione.

Nutrizione: calorie 439, grassi 28,6, fibre 2,8, carboidrati 42,5, proteine 3,8

Cheddar Hash

Tempo di preparazione: 10 minuti
Tempo di cottura: 25 minuti
Porzioni: 4

Ingredienti:
- 1 libbra di hash Browns
- 1 cucchiaio di olio di avocado
- 1/3 di tazza di crema al cocco
- 1 cipolla gialla, tritata
- 1 tazza di formaggio cheddar senza grassi, grattugiato
- Pepe nero al gusto
- 4 uova sbattute

Indicazioni:
1. Riscaldare una padella con l'olio a fuoco medio, aggiungere le patate fritte e la cipolla, mescolare e far rosolare per 5 minuti.
2. Aggiungere il resto degli ingredienti tranne il formaggio, mescolare e cuocere per altri 5 minuti.
3. Cospargere il formaggio, introdurre la teglia nel forno e cuocere a 390 gradi per 15 minuti.
4. Dividete il composto tra i piatti e servite per colazione.

Nutrizione: calorie 539, grassi 33,2, fibre 4,8, carboidrati 44,4, proteine 16,8

Insalata di piselli

Tempo di preparazione: 10 minuti
Tempo di cottura: 20 minuti
Porzioni: 4

Ingredienti:
- 3 spicchi d'aglio, tritati
- 1 cipolla gialla, tritata
- 1 cucchiaio di olio d'oliva
- 1 carota, tritata
- 1 cucchiaio di aceto balsamico
- 2 tazze di taccole, tagliate a metà
- ½ tazza di brodo vegetale, senza sale aggiunto
- 2 cucchiai di scalogno, tritato
- 1 cucchiaio di coriandolo tritato

Indicazioni:
1. Scaldare una padella con l'olio a fuoco medio, aggiungere la cipolla e l'aglio, mescolare e cuocere per 5 minuti.
2. Aggiungere le taccole e gli altri ingredienti, mescolare e cuocere a fuoco medio per 15 minuti.
3. Dividete il composto in ciotole e servite caldo per colazione.

Nutrizione: calorie 89, grassi 4.2, fibre 3.3, carboidrati 11.2, proteine 3.3

Mix di quinoa e ceci

Tempo di preparazione: 10 minuti
Tempo di cottura: 20 minuti
Porzioni: 6

Ingredienti:
- 1 cipolla rossa, tritata
- 1 cucchiaio di olio d'oliva
- 15 once di ceci in scatola, senza sale aggiunto e scolati
- 14 once di latte di cocco
- ¼ di tazza di quinoa
- 1 cucchiaio di zenzero, grattugiato
- 2 spicchi d'aglio, tritati
- 1 cucchiaio di curcuma in polvere
- 1 cucchiaio di coriandolo tritato

Indicazioni:
1. Scaldare una padella con l'olio a fuoco medio, aggiungere la cipolla, mescolare e far rosolare per 5 minuti.
2. Aggiungere i ceci, la quinoa e gli altri ingredienti, mescolare, portare a ebollizione e cuocere per 15 minuti.
3. Dividete il composto in ciotole e servite per colazione.

Nutrizione: calorie 472, grassi 23, fibre 15,1, carboidrati 54,6, proteine 16,6

Insalata di olive e peperoni

Tempo di preparazione: 5 minuti
Tempo di cottura: 15 minuti
Porzioni: 4

Ingredienti:
- 1 tazza di olive nere, snocciolate e tagliate a metà
- ½ tazza di olive verdi, snocciolate e tagliate a metà
- 1 cucchiaio di olio d'oliva
- 2 scalogni, tritati
- 1 peperone rosso, tagliato a listarelle
- 1 peperone verde, tagliato a listarelle
- La scorza di 1 lime, grattugiata
- Succo di 1 lime
- 1 mazzetto di prezzemolo tritato
- 1 pomodoro, tritato

Indicazioni:
1. Riscaldare una padella con l'olio a fuoco medio, aggiungere gli scalogni, mescolare e far rosolare per 2 minuti.
2. Aggiungere le olive, i peperoni e gli altri ingredienti, mescolare e cuocere per altri 13 minuti.
3. Divideteli in ciotole e servite per colazione.

Nutrizione: calorie 192, grassi 6.7, fibre 3.3, carboidrati 9.3, proteine 3.5

Mix di fagioli verdi e uova

Tempo di preparazione: 10 minuti
Tempo di cottura: 15 minuti
Porzioni: 4

Ingredienti:
- 1 spicchio d'aglio, tritato
- 1 cipolla rossa, tritata
- 1 cucchiaio di olio di avocado
- 1 libbra di fagiolini, tagliati e tagliati a metà
- 8 uova, sbattute
- 1 cucchiaio di coriandolo tritato
- Un pizzico di pepe nero

Indicazioni:
1. Scaldare una padella con l'olio a fuoco medio, aggiungere la cipolla e l'aglio e far rosolare per 2 minuti.
2. Aggiungere i fagiolini e cuocere per altri 2 minuti.
3. Aggiungere le uova, il pepe nero e il coriandolo, mescolare, distribuire nella padella e cuocere per 10 minuti.
4. Dividete il composto tra i piatti e servite.

Nutrizione: calorie 260, grassi 12,1, fibre 4,7, carboidrati 19,4, proteine 3,6

Insalata di carote e uova

Tempo di preparazione: 10 minuti
Tempo di cottura: 0 minuti
Porzioni: 4

Ingredienti:
- 2 carote, tagliate a cubetti
- 2 cipolle verdi, tritate
- 1 mazzetto di prezzemolo tritato
- 2 cucchiai di olio d'oliva
- 4 uova, sode, sbucciate e tagliate a cubetti
- 1 cucchiaio di aceto balsamico
- 1 cucchiaio di erba cipollina tritata
- Un pizzico di pepe nero

Indicazioni:
1. In una ciotola unire le carote con le uova e gli altri ingredienti, mescolare e servire a colazione.

Nutrizione: calorie 251, grassi 9.6, fibre 4.1, carboidrati 15.2, proteine 3.5

Bacche cremose

Tempo di preparazione: 5 minuti
Tempo di cottura: 15 minuti
Porzioni: 4

Ingredienti:
- 3 cucchiai di zucchero di cocco
- 1 tazza di crema al cocco
- 1 tazza di mirtilli
- 1 tazza di more
- 1 tazza di fragole
- 1 cucchiaino di estratto di vaniglia

Indicazioni:
1. Mettere la panna in una pentola, scaldarla a fuoco medio, unire lo zucchero e gli altri ingredienti, mescolare, cuocere per 15 minuti, dividere in ciotole e servire per colazione.

Nutrizione: calorie 460, grassi 16,7, fibre 6,5, carboidrati 40,3, proteine 5,7

Ciotole di mele e uvetta

Tempo di preparazione: 5 minuti
Tempo di cottura: 15 minuti
Porzioni: 4

Ingredienti:
- 1 tazza di mirtilli
- 1 cucchiaino di cannella in polvere
- 1 tazza e ½ di latte di mandorle
- ¼ di tazza di uvetta
- 2 mele, private del torsolo, sbucciate e tagliate a cubetti
- 1 tazza di crema al cocco

Indicazioni:
1. Mettere il latte in una pentola, portare a ebollizione a fuoco medio, aggiungere i frutti di bosco e gli altri ingredienti, mescolare, cuocere per 15 minuti, dividere in ciotole e servire per colazione.

Nutrizione: calorie 482, grassi 7,8, fibre 5,6, carboidrati 15,9, proteine 4,9

Porridge di grano saraceno allo zenzero

Tempo di preparazione: 10 minuti
Tempo di cottura: 25 minuti
Porzioni: 4

Ingredienti:
- 1 tazza di grano saraceno
- 3 tazze di latte di cocco
- ½ cucchiaino di estratto di vaniglia
- 1 cucchiaio di zucchero di cocco
- 1 cucchiaino di zenzero in polvere
- 1 cucchiaino di cannella in polvere

Indicazioni:
1. Mettere il latte e lo zucchero in una pentola, portare a ebollizione a fuoco medio, aggiungere il grano saraceno e gli altri ingredienti, cuocere per 25 minuti mescolando spesso, dividere in ciotole e servire per colazione.

Nutrizione: calorie 482, grassi 14,9, fibre 4,5, carboidrati 56,3, proteine 7,5

Cavolfiore e insalata di peperoni

Tempo di preparazione: 10 minuti
Tempo di cottura: 20 minuti
Porzioni: 4

Ingredienti:
- 1 libbra di cimette di cavolfiore
- 1 cucchiaio di olio d'oliva
- 2 cipollotti, tritati
- 1 peperone rosso, affettato
- 1 peperone giallo, affettato
- 1 peperone verde, affettato
- 1 cucchiaio di coriandolo tritato
- Un pizzico di pepe nero

Indicazioni:
1. Scaldare una padella con l'olio a fuoco medio, aggiungere i cipollotti, mescolare e far rosolare per 2 minuti.
2. Aggiungere il cavolfiore e gli altri ingredienti, mescolare, cuocere per 16 minuti, dividere in ciotole e servire per colazione.

Nutrizione: calorie 271, grassi 11,2, fibre 3,4, carboidrati 11,5, proteine 4

Pollo e patate fritte

Tempo di preparazione: 10 minuti
Tempo di cottura: 25 minuti
Porzioni: 4

Ingredienti:

- 2 cucchiai di olio d'oliva
- 1 cipolla gialla, tritata
- 2 spicchi d'aglio, tritati
- 1 cucchiaino di condimento Cajun
- 8 once di petto di pollo, senza pelle, disossato e macinato
- ½ libbra di hash Browns
- 2 cucchiai di brodo vegetale, senza sale aggiunto
- 1 peperone verde, tritato

Indicazioni:

1. Scaldare una padella con l'olio a fuoco medio, aggiungere la cipolla, l'aglio e la carne e far rosolare per 5 minuti.
2. Aggiungere le patate fritte e gli altri ingredienti, mescolare e cuocere a fuoco medio per 20 minuti mescolando spesso.
3. Dividi tra i piatti e servi a colazione.

Nutrizione: calorie 362, grassi 14,3, fibre 6,3, carboidrati 25,6, proteine 6,1

Burritos Di Fagioli Neri

Tempo di preparazione: 5 minuti
Tempo di cottura: 12 minuti
Porzioni: 4

Ingredienti:
- 1 tazza di fagioli neri in scatola, senza sale aggiunto, scolati e sciacquati
- 1 peperone verde, tritato
- 1 carota, sbucciata e grattugiata
- 1 cucchiaio di olio d'oliva
- 1 cipolla rossa, affettata
- ½ tazza di mais
- 1 tazza di formaggio cheddar a basso contenuto di grassi, sminuzzato
- 6 tortillas integrali
- 1 tazza di yogurt magro

Indicazioni:
1. Scaldare una padella con l'olio a fuoco medio, aggiungere la cipolla e far rosolare per 2 minuti.
2. Aggiungere i fagioli, la carota, il peperone e il mais, mescolare e cuocere per altri 10 minuti.
3. Disporre le tortillas su un piano di lavoro, dividere il composto di fagioli su ciascuna, dividere anche il formaggio e lo yogurt, arrotolare e servire per il pranzo.

Nutrizione: calorie 451, grassi 7,5, fibre 13,8, carboidrati 78,2, proteine 20,9

Pollo e Mango Mix

Tempo di preparazione: 10 minuti
Tempo di cottura: 20 minuti
Porzioni: 4

Ingredienti:

- 2 petti di pollo, senza pelle, disossati e tagliati a cubetti
- ¼ di tazza di brodo di pollo a basso contenuto di sodio
- ½ tazza di sedano tritato
- 1 tazza di spinaci baby
- 1 mango, sbucciato e tagliato a cubetti
- 2 cipollotti, tritati
- 1 cucchiaio di olio d'oliva
- 1 cucchiaino di timo, essiccato
- ¼ di cucchiaino di aglio in polvere
- Un pizzico di pepe nero

Indicazioni:

1. Scaldare una padella con l'olio a fuoco medio-alto, aggiungere i cipollotti e il pollo e far rosolare per 5 minuti.
2. Aggiungere il sedano e gli altri ingredienti tranne gli spinaci, mescolare e cuocere per altri 12 minuti.
3. Aggiungere gli spinaci, mescolare, cuocere per 2-3 minuti, dividere il tutto tra i piatti e servire.

Nutrizione: calorie 221, grassi 9.1, fibra 2, carboidrati 14.1, proteine 21.5

Torte Di Ceci

Tempo di preparazione: 10 minuti
Tempo di cottura: 10 minuti
Porzioni: 4

Ingredienti:
- 2 spicchi d'aglio, tritati
- 15 once di ceci in scatola, senza sale aggiunto, scolati e sciacquati
- 1 cucchiaino di peperoncino in polvere
- 1 cucchiaino di cumino, macinato
- 1 uovo
- 1 cucchiaio di olio d'oliva
- 1 cucchiaio di succo di lime
- 1 cucchiaio di scorza di lime, grattugiata
- 1 cucchiaio di coriandolo tritato

Indicazioni:
1. In un frullatore unire i ceci con l'aglio e gli altri ingredienti tranne l'uovo e frullare bene.
2. Forma torte medie con questo mix.
3. Scaldare una padella con l'olio a fuoco medio-alto, unire le torte di ceci, cuocere per 5 minuti per lato, dividere tra i piatti e servire a pranzo con contorno di insalata.

Nutrizione: calorie 441, grassi 11,3, fibre 19, carboidrati 66,4, proteine 22,2

Ciotole di salsa e cavolfiore

Tempo di preparazione: 10 minuti
Tempo di cottura: 10 minuti
Porzioni: 4

Ingredienti:
- 1 cucchiaio di olio di avocado
- 1 tazza di peperoni rossi, a cubetti
- 1 libbra di cimette di cavolfiore
- 1 cipolla rossa, tritata
- 3 cucchiai di salsa
- 2 cucchiai di formaggio cheddar a basso contenuto di grassi, sminuzzato
- 2 cucchiai di crema di cocco

Indicazioni:
1. Riscaldare una padella con l'olio a fuoco medio-alto, aggiungere la cipolla e i peperoni e far rosolare per 2 minuti.
2. Aggiungere il cavolfiore e gli altri ingredienti, mescolare, cuocere ancora per 8 minuti, dividere in ciotole e servire.

Nutrizione: calorie 114, grassi 5,5, fibre 4,3, carboidrati 12,7, proteine 6,7

Insalata Di Salmone E Spinaci

Tempo di preparazione: 5 minuti
Tempo di cottura: 0 minuti
Porzioni: 4

Ingredienti:
- 1 tazza di salmone in scatola, scolato e in fiocchi
- 1 cucchiaio di scorza di lime, grattugiata
- 1 cucchiaio di succo di lime
- 3 cucchiai di yogurt magro
- 1 tazza di spinaci baby
- 1 cucchiaino di capperi, scolati e tritati
- 1 cipolla rossa, tritata
- Un pizzico di pepe nero
- 1 cucchiaio di erba cipollina tritata

Indicazioni:
1. In una ciotola unire il salmone con la scorza di lime, il succo di lime e gli altri ingredienti, mescolare e servire freddo per pranzo.

Nutrizione: calorie 61, grassi 1.9, fibra 1, carboidrati 5, proteine 6.8

Pollo e Kale Mix

Tempo di preparazione: 10 minuti
Tempo di cottura: 20 minuti
Porzioni: 4

Ingredienti:
- 1 cucchiaio di olio d'oliva
- 1 libbra di petto di pollo, senza pelle, disossato e tagliato a cubetti
- ½ libbra di cavolo riccio, strappato
- 2 pomodorini, tagliati a metà
- 1 cipolla gialla, tritata
- ½ tazza di brodo di pollo a basso contenuto di sodio
- ¼ di tazza di mozzarella a basso contenuto di grassi, sminuzzata

Indicazioni:
1. Scaldare una padella con l'olio a fuoco medio, aggiungere il pollo e la cipolla e far rosolare per 5 minuti.
2. Aggiungere il cavolo nero e gli altri ingredienti tranne la mozzarella, mescolare e cuocere per altri 12 minuti.
3. Cospargere il formaggio, cuocere il composto per 2-3 minuti, dividere tra i piatti e servire per il pranzo.

Nutrizione: calorie 231, grassi 6,5, fibre 2,7, carboidrati 11,4, proteine 30,9

Insalata Di Salmone E Rucola

Tempo di preparazione: 10 minuti
Tempo di cottura: 0 minuti
Porzioni: 4

Ingredienti:
- 6 once di salmone in scatola, scolate e tagliate a cubetti
- 1 cucchiaio di aceto balsamico
- 1 cucchiaio di olio d'oliva
- 2 scalogni, tritati
- ½ tazza di olive nere, snocciolate e tagliate a metà
- 2 tazze di rucola baby
- Un pizzico di pepe nero

Indicazioni:
1. In una ciotola unire il salmone allo scalogno e agli altri ingredienti, mescolare e tenere in frigo per 10 minuti prima di servire a pranzo.

Nutrizione: calorie 113, grassi 8, fibre 0,7, carboidrati 2,3, proteine 8,8

Insalata di gamberi e verdure

Tempo di preparazione: 5 minuti
Tempo di cottura: 10 minuti
Porzioni: 4

Ingredienti:
- 1 cucchiaio di olio d'oliva
- 1 libbra di gamberetti, pelati e puliti
- 1 cucchiaio di pesto di basilico
- 1 tazza di rucola baby
- 1 cipolla gialla, tritata
- 1 cetriolo, affettato
- 1 tazza di carote, sminuzzate
- 1 cucchiaio di coriandolo tritato

Indicazioni:
1. Scaldare una padella con l'olio a fuoco medio, aggiungere la cipolla e le carote, mescolare e cuocere per 3 minuti.
2. Aggiungere i gamberi e gli altri ingredienti, mescolare, cuocere per altri 7 minuti, dividere in ciotole e servire.

Nutrizione: calorie 200, grassi 5,6, fibre 1,8, carboidrati 9,9, proteine 27

Impacchi di tacchino e peperoni

Tempo di preparazione: 10 minuti
Tempo di cottura: 3 minuti
Porzioni: 2

Ingredienti:

- 2 tortillas integrali
- 2 cucchiaini di senape
- 2 cucchiaini di maionese
- 1 petto di tacchino, senza pelle, disossato e tagliato a listarelle
- 1 cucchiaio di olio d'oliva
- 1 cipolla rossa, tritata
- 1 peperone rosso, tagliato a listarelle
- 1 peperone verde, tagliato a listarelle
- ¼ di tazza di mozzarella a basso contenuto di grassi, sminuzzata

Indicazioni:

1. Scaldare una padella con l'olio a fuoco medio, aggiungere la carne e la cipolla e far rosolare per 5 minuti
2. Aggiungere i peperoni, mescolare e cuocere per altri 10 minuti.
3. Disporre le tortillas su un piano di lavoro, dividere il composto di tacchino su ciascuna, dividere anche la maionese, la senape e il formaggio, avvolgere e servire a pranzo.

Nutrizione: calorie 342, grassi 11,6, fibre 7,7, carboidrati 39,5, proteine 21,9

Zuppa Di Fagiolini

Tempo di preparazione: 5 minuti
Tempo di cottura: 25 minuti
Porzioni: 4

Ingredienti:
- 2 cucchiaini di olio d'oliva
- 2 spicchi d'aglio, tritati
- 1 libbra di fagiolini, tagliati e tagliati a metà
- 1 cipolla gialla, tritata
- 2 pomodori a cubetti
- 1 cucchiaino di paprika dolce
- 1 litro di brodo di pollo a basso contenuto di sodio
- 2 cucchiai di prezzemolo tritato

Indicazioni:
1. Riscaldare una pentola con l'olio a fuoco medio-alto, aggiungere l'aglio e la cipolla, mescolare e far rosolare per 5 minuti.
2. Aggiungere i fagiolini e gli altri ingredienti tranne il prezzemolo, mescolare, portare a ebollizione e cuocere per 20 minuti.
3. Aggiungere il prezzemolo, mescolare, dividere la zuppa in ciotole e servire.

Nutrizione: calorie 87, grassi 2.7, fibre 5.5, carboidrati 14, proteine 4.1

Insalata di avocado, spinaci e olive

Tempo di preparazione: 5 minuti
Tempo di cottura: 0 minuti
Porzioni: 4

Ingredienti:

- 2 cucchiai di aceto balsamico
- 2 cucchiai di menta, tritata
- Un pizzico di pepe nero
- 1 avocado, sbucciato, snocciolato e affettato
- 4 tazze di spinaci baby
- 1 tazza di olive nere, snocciolate e tagliate a metà
- 1 cetriolo, affettato
- 1 cucchiaio di olio d'oliva

Indicazioni:

1. In un'insalatiera unire l'avocado con gli spinaci e gli altri ingredienti, mescolare e servire a pranzo.

Nutrizione: calorie 192, grassi 17,1, fibre 5,7, carboidrati 10,6, proteine 2,7

Manzo e Zucchine Pan

Tempo di preparazione: 5 minuti
Tempo di cottura: 20 minuti
Porzioni: 4

Ingredienti:
- 1 libbra di manzo, macinata
- ½ tazza di cipolla gialla, tritata
- 1 cucchiaio di olio d'oliva
- 1 tazza di zucchine, a cubetti
- 2 spicchi d'aglio, tritati
- 14 once di pomodori in scatola, senza sale aggiunto, tritati
- 1 cucchiaino di condimento italiano
- ¼ di tazza di parmigiano magro, sminuzzato
- 1 cucchiaio di erba cipollina tritata
- 1 cucchiaio di coriandolo tritato

Indicazioni:
1. Riscaldare una padella con l'olio a fuoco medio, aggiungere l'aglio, la cipolla e la carne di manzo e far rosolare per 5 minuti.
2. Aggiungere il resto degli ingredienti, mescolare, cuocere per altri 15 minuti, dividere in ciotole e servire per il pranzo.

Nutrizione: calorie 276, grassi 11,3, fibre 1,9, carboidrati 6,8, proteine 36

Mix di manzo e patate al timo

Tempo di preparazione: 10 minuti
Tempo di cottura: 25 minuti
Porzioni: 4

Ingredienti:
- ½ libbra di manzo, macinata
- 3 cucchiai di olio d'oliva
- 1 e and libbre di patate rosse, sbucciate e tagliate grossolanamente a cubetti
- 1 cipolla gialla, tritata
- 2 cucchiaini di timo, essiccato
- 1 tazza di pomodori in scatola, senza sale aggiunto e tritati
- Un pizzico di pepe nero

Indicazioni:
1. Scaldare una padella con l'olio a fuoco medio-alto, aggiungere la cipolla e la carne di manzo, mescolare e far rosolare per 5 minuti.
2. Aggiungere le patate e il resto degli ingredienti, mescolare, portare a ebollizione, cuocere per altri 20 minuti, dividere in ciotole e servire per il pranzo.

Nutrizione: calorie 216, grassi 14,5, fibre 5,2, carboidrati 40,7, proteine 22,2

Zuppa di maiale e carote

Tempo di preparazione: 10 minuti
Tempo di cottura: 25 minuti
Porzioni: 4

Ingredienti:

- 1 cucchiaio di olio d'oliva
- 1 cipolla rossa, tritata
- 1 libbra di carne di maiale in umido, a cubetti
- 1 litro di brodo di manzo a basso contenuto di sodio
- 1 libbra di carote, affettate
- 1 tazza di passata di pomodoro
- 1 cucchiaio di coriandolo tritato

Indicazioni:

1. Riscaldare una pentola con l'olio a fuoco medio-alto, aggiungere la cipolla e la carne e far rosolare per 5 minuti.
2. Aggiungere il resto degli ingredienti tranne il coriandolo, portare a ebollizione, abbassare la fiamma a una temperatura media e far bollire la zuppa per 20 minuti.
3. Versare in ciotole e servire a pranzo con il coriandolo cosparso sopra.

Nutrizione: calorie 354, grassi 14,6, fibre 4,6, carboidrati 19,3, proteine 36

Gamberetti e insalata di fragole

Tempo di preparazione: 5 minuti
Tempo di cottura: 7 minuti
Porzioni: 4

Ingredienti:
- 1 tazza di mais
- 1 indivia, sminuzzata
- 1 tazza di spinaci baby
- 1 libbra di gamberetti, pelati e puliti
- 2 spicchi d'aglio, tritati
- 1 cucchiaio di succo di lime
- 2 tazze di fragole, tagliate a metà
- 2 cucchiai di olio d'oliva
- 2 cucchiai di aceto balsamico
- 1 cucchiaio di coriandolo tritato

Indicazioni:
1. Scaldare una padella con l'olio a fuoco medio-alto, aggiungere l'aglio e far rosolare per 1 minuto, aggiungere i gamberi e il succo di lime, mescolare e cuocere per 3 minuti per lato.
2. In un'insalatiera unire i gamberi con il mais, l'indivia e gli altri ingredienti, mescolare e servire per il pranzo.

Nutrizione: calorie 260, grassi 9,7, fibre 2,9, carboidrati 16,5, proteine 28

Insalata di gamberi e fagiolini

Tempo di preparazione: 5 minuti
Tempo di cottura: 10 minuti
Porzioni: 4

Ingredienti:
- 1 libbra di fagiolini, tagliati e tagliati a metà
- 2 cucchiai di olio d'oliva
- 2 libbre di gamberetti, pelati e puliti
- 1 cucchiaio di succo di limone
- 2 tazze di pomodorini, tagliati a metà
- ¼ di tazza di aceto di lamponi
- Un pizzico di pepe nero

Indicazioni:
1. Riscaldare una padella con l'olio a fuoco medio-alto, aggiungere i gamberi, mescolare e cuocere per 2 minuti.
2. Aggiungere i fagiolini e gli altri ingredienti, mescolare, cuocere per altri 8 minuti, dividere in ciotole e servire per il pranzo.

Nutrizione: calorie 385, grassi 11,2, fibre 5, carboidrati 15,3, proteine 54,5

tacos di pesce

Tempo di preparazione: 10 minuti
Tempo di cottura: 10 minuti
Porzioni: 2

Ingredienti:
- 4 gusci di taco integrali
- 1 cucchiaio di maionese leggera
- 1 cucchiaio di salsa
- 1 cucchiaio di mozzarella a basso contenuto di grassi, sminuzzata
- 1 cucchiaio di olio d'oliva
- 1 cipolla rossa, tritata
- 1 cucchiaio di coriandolo tritato
- 2 filetti di merluzzo, disossati, senza pelle e tagliati a cubetti
- 1 cucchiaio di passata di pomodoro

Indicazioni:
1. Scaldare una padella con l'olio a fuoco medio, aggiungere la cipolla, mescolare e cuocere per 2 minuti.
2. Aggiungere il pesce e la passata di pomodoro, mescolare delicatamente e cuocere per altri 5 minuti.
3. Versalo nei gusci dei taco, dividi anche la maionese, la salsa e il formaggio e servi per pranzo.

Nutrizione: calorie 466, grassi 14,5, fibre 8, carboidrati 56,6, proteine 32,9

torta alle zucchine

Tempo di preparazione: 10 minuti
Tempo di cottura: 10 minuti
Porzioni: 4

Ingredienti:
- 1 cipolla gialla, tritata
- 2 zucchine, grattugiate
- 2 cucchiai di farina di mandorle
- 1 uovo, sbattuto
- 1 spicchio d'aglio, tritato
- Un pizzico di pepe nero
- 1/3 di tazza di carota, sminuzzata
- 1/3 di tazza di formaggio cheddar a basso contenuto di grassi, grattugiato
- 1 cucchiaio di coriandolo tritato
- 1 cucchiaino di scorza di limone grattugiata
- 2 cucchiai di olio d'oliva

Indicazioni:
1. In una ciotola unire le zucchine con l'aglio, la cipolla e gli altri ingredienti tranne l'olio, mescolare bene e formare delle torte medie con questo composto.
2. Scaldare una padella con l'olio a fuoco medio-alto, aggiungere le torte di zucchine, cuocere per 5 minuti per lato, dividere tra i piatti e servire con un contorno di insalata.

Nutrizione: calorie 271, grassi 8.7, fibra 4, carboidrati 14.3, proteine 4.6

Spezzatino Di Ceci E Pomodori

Tempo di preparazione: 10 minuti
Tempo di cottura: 20 minuti
Porzioni: 4

Ingredienti:
- 1 cucchiaio di olio d'oliva
- 1 cipolla gialla, tritata
- 2 cucchiaini di peperoncino in polvere
- 14 once di ceci in scatola, senza sale aggiunto, scolati e sciacquati
- 14 once di pomodori in scatola, senza sale aggiunto, a cubetti
- 1 tazza di brodo di pollo a basso contenuto di sodio
- 1 cucchiaio di coriandolo tritato
- Un pizzico di pepe nero

Indicazioni:
1. Scaldare una pentola con l'olio a fuoco medio-alto, aggiungere la cipolla e il peperoncino in polvere, mescolare e cuocere per 5 minuti.
2. Aggiungere i ceci e gli altri ingredienti, mescolare, cuocere per 15 minuti a fuoco moderato, dividere in ciotole e servire per il pranzo.

Nutrizione: calorie 299, grassi 13.2, fibre 4.7, carboidrati 17.2, proteine 8.1

Insalata di pollo, pomodori e spinaci

Tempo di preparazione: 10 minuti
Tempo di cottura: 0 minuti
Porzioni: 4

Ingredienti:
- 1 cucchiaio di olio d'oliva
- Un pizzico di pepe nero
- 2 pollo allo spiedo, senza pelle, disossato, sminuzzato
- 1 libbra di pomodorini, tagliati a metà
- 1 cipolla rossa, tritata
- 4 tazze di spinaci baby
- ¼ di tazza di noci tritate
- ½ cucchiaino di scorza di limone grattugiata
- 2 cucchiai di succo di limone

Indicazioni:
1. In un'insalatiera unire il pollo con il pomodoro e gli altri ingredienti, mescolare e servire a pranzo.

Nutrizione: calorie 349, grassi 8,3, fibre 5,6, carboidrati 16,9, proteine 22,8

Ciotole Di Asparagi E Peperoni

Tempo di preparazione: 10 minuti
Tempo di cottura: 20 minuti
Porzioni: 4

Ingredienti:

- 3 spicchi d'aglio, tritati
- 2 cucchiai di olio d'oliva
- 1 cipolla rossa, tritata
- 3 carote, affettate
- ½ tazza di brodo di pollo a basso contenuto di sodio
- 2 tazze di spinaci baby
- 1 libbra di asparagi, tagliati e tagliati a metà
- 1 peperone rosso, tagliato a listarelle
- 1 peperone giallo, tagliato a listarelle
- 1 peperone verde, tagliato a listarelle
- Un pizzico di pepe nero

Indicazioni:

1. Scaldare una padella con l'olio a fuoco medio-alto, aggiungere la cipolla e l'aglio, mescolare e far rosolare per 2 minuti.
2. Aggiungere gli asparagi e gli altri ingredienti tranne gli spinaci, mescolare e cuocere per 15 minuti.
3. Aggiungere gli spinaci, cuocere il tutto ancora per 3 minuti, dividere in ciotole e servire per il pranzo.

Nutrizione: calorie 221, grassi 11,2, fibre 3,4, carboidrati 14,3, proteine 5,9

Stufato Di Manzo Caldo

Tempo di preparazione: 10 minuti
Tempo di cottura: 1 ora e 20 minuti

Porzioni: 4

Ingredienti:
- 1 libbra di carne di manzo in umido, a cubetti
- 1 tazza di salsa di pomodoro senza sale
- 1 tazza di brodo di manzo a basso contenuto di sodio
- 1 cucchiaio di olio d'oliva
- 1 cipolla gialla, tritata
- ¼ di cucchiaino di salsa piccante
- 1 cucchiaino di cipolla in polvere
- 1 cucchiaino di aglio in polvere
- 1 cucchiaio di coriandolo tritato

Indicazioni:
1. Riscaldare una pentola con l'olio a fuoco medio-alto, aggiungere la carne e la cipolla, mescolare e far rosolare per 5 minuti.
2. Aggiungere la salsa di pomodoro e il resto degli ingredienti, portare a ebollizione e cuocere a fuoco medio per 1 ora e 15 minuti.
3. Dividi in ciotole e servi per il pranzo.

Nutrizione: calorie 487, grassi 15,3, fibre 5,8, carboidrati 56,3, proteine 15

Costolette di maiale con funghi

Tempo di preparazione: 5 minuti
Tempo di cottura: 8 ore e 10 minuti

Porzioni: 4

Ingredienti:
- 4 costolette di maiale
- 1 cucchiaio di olio d'oliva
- 2 scalogni, tritati
- 1 libbra di funghi bianchi, affettati
- ½ tazza di brodo di manzo a basso contenuto di sodio
- 1 cucchiaio di rosmarino tritato
- ¼ di cucchiaino di aglio in polvere
- 1 cucchiaino di paprika dolce

Indicazioni:
1. Scaldare una padella con l'olio a fuoco medio-alto, aggiungere le costolette di maiale e lo scalogno, mescolare, far rosolare per 10 minuti e trasferire in una pentola a cottura lenta.
2. Aggiungere il resto degli ingredienti, mettere il coperchio e cuocere a fiamma bassa per 8 ore.
3. Dividete le costolette di maiale ei funghi tra i piatti e servite per il pranzo.

Nutrizione: calorie 349, grassi 24, fibre 5.6, carboidrati 46,3, proteine 17,5

Insalata Di Gamberetti Al Coriandolo

Tempo di preparazione: 10 minuti
Tempo di cottura: 8 minuti
Porzioni: 4

Ingredienti:

- 1 cucchiaio di olio d'oliva
- 1 cipolla rossa, affettata
- 1 libbra di gamberetti, pelati e puliti
- 2 tazze di rucola baby
- 1 cucchiaio di aceto balsamico
- 1 cucchiaio di succo di limone
- 1 cucchiaio di coriandolo tritato
- Un pizzico di pepe nero

Indicazioni:

1. Scaldare una padella con l'olio a fuoco medio, aggiungere la cipolla, mescolare e far rosolare per 2 minuti.
2. Aggiungere i gamberi e gli altri ingredienti, mescolare, cuocere per 6 minuti, dividere in ciotole e servire per il pranzo.

Nutrizione: calorie 341, grassi 11,5, fibre 3,8, carboidrati 17,3, proteine 14,3

Stufato Di Melanzane

Tempo di preparazione: 5 minuti
Tempo di cottura: 20 minuti
Porzioni: 4

Ingredienti:
- Melanzane da 1 libbra, tagliate a cubetti
- 2 spicchi d'aglio, tritati
- 2 cucchiai di olio d'oliva
- 1 cipolla gialla, tritata
- 1 cucchiaino di paprika dolce
- ½ tazza di coriandolo tritato
- 14 once di pomodori in scatola a basso contenuto di sodio, tritati
- 1 cucchiaio di coriandolo tritato

Indicazioni:
1. Riscaldare una padella con l'olio a fuoco medio-alto, aggiungere la cipolla e l'aglio e far rosolare per 2 minuti.
2. Aggiungere le melanzane e gli altri ingredienti tranne il coriandolo, portare a ebollizione e cuocere per 18 minuti.
3. Dividi in ciotole e servi con il coriandolo cosparso sopra.

Nutrizione: calorie 343, grassi 12,3, fibre 3,7, carboidrati 16,56, proteine 7,2

Mix di manzo e piselli

Tempo di preparazione: 10 minuti
Tempo di cottura: 30 minuti
Porzioni: 4

Ingredienti:
- 1 tazza e ¼ di brodo di manzo a basso contenuto di sodio
- 1 cipolla gialla, tritata
- 1 cucchiaio di olio d'oliva
- 2 tazze di piselli
- 1 libbra di carne di manzo in umido, a cubetti
- 1 tazza di pomodori in scatola, senza sale aggiunto e tritati
- 1 tazza di scalogno, tritato
- ¼ di tazza di prezzemolo tritato
- Pepe nero al gusto

Indicazioni:
1. Riscaldare una pentola con l'olio a fuoco medio-alto, aggiungere la cipolla e la carne e far rosolare per 5 minuti.
2. Aggiungere i piselli e gli altri ingredienti, mescolare, portare a ebollizione e cuocere a fuoco medio per altri 25 minuti.
3. Dividete il composto in ciotole e servite per pranzo.

Nutrizione: calorie 487, grassi 15,4, fibre 4,6, carboidrati 44,6, proteine 17,8

Stufato di tacchino

Tempo di preparazione: 5 minuti
Tempo di cottura: 30 minuti
Porzioni: 4

Ingredienti:
- 2 cucchiai di olio d'oliva
- 1 petto di tacchino, senza pelle, disossato e tagliato a cubetti
- 1 tazza di brodo di manzo a basso contenuto di sodio
- 1 tazza di passata di pomodoro
- ¼ di cucchiaino di scorza di lime grattugiata
- 1 cipolla gialla, tritata
- 1 cucchiaio di paprika dolce
- 1 cucchiaio di coriandolo tritato
- 2 cucchiai di succo di lime
- ¼ di cucchiaino di zenzero grattugiato

Indicazioni:
1. Riscaldare una pentola con l'olio a fuoco medio-alto, aggiungere la cipolla e la carne e far rosolare per 5 minuti.
2. Aggiungere il brodo e gli altri ingredienti, portare a ebollizione e cuocere a fuoco medio per 25 minuti.
3. Dividete il composto in ciotole e servite per pranzo.

Nutrizione: calorie 150, grassi 8.1, fibre 2.7, carboidrati 12, proteine 9.5

Insalata Di Manzo

Tempo di preparazione: 10 minuti
Tempo di cottura: 30 minuti
Porzioni: 4

Ingredienti:
- 1 libbra di carne di manzo in umido, tagliata a listarelle
- 1 cucchiaio di salvia, tritata
- 1 cucchiaio di olio d'oliva
- Un pizzico di pepe nero
- ½ cucchiaino di cumino, macinato
- 2 tazze di pomodorini, a cubetti
- 1 avocado, sbucciato, snocciolato e tagliato a cubetti
- 1 tazza di fagioli neri in scatola, senza sale aggiunto, scolati e sciacquati
- ½ tazza di cipolle verdi, tritate
- 2 cucchiai di succo di lime
- 2 cucchiai di aceto balsamico
- 2 cucchiai di coriandolo tritato

Indicazioni:
1. Riscaldare una padella con l'olio a fuoco medio-alto, aggiungere la carne e far rosolare per 5 minuti.
2. Aggiungere la salvia, il pepe nero e il cumino, mescolare e cuocere per altri 5 minuti.
3. Aggiungere il resto degli ingredienti, mescolare, abbassare la fiamma a media e cuocere il composto per 20 minuti.
4. Dividete l'insalata in ciotole e servite per pranzo.

Nutrizione: calorie 536, grassi 21,4, fibre 12,5, carboidrati 40,4, proteine 47

Spezzatino di zucca

Tempo di preparazione: 10 minuti
Tempo di cottura: 20 minuti
Porzioni: 4

Ingredienti:
- 1 libbra di zucca, sbucciata e tagliata grossolanamente a cubetti
- 1 tazza di brodo di pollo a basso contenuto di sodio
- 1 tazza di pomodori in scatola, senza sale aggiunto, schiacciati
- 1 cucchiaio di olio d'oliva
- 1 cipolla rossa, tritata
- 2 peperoni dolci arancioni, tritati
- ½ tazza di quinoa
- ½ cucchiaio di erba cipollina tritata

Indicazioni:
1. Riscaldare una pentola con l'olio a fuoco medio, aggiungere la cipolla, mescolare e far rosolare per 2 minuti.
2. Aggiungere la zucca e gli altri ingredienti, portare a ebollizione e cuocere per 15 minuti.
3. Mescolare lo spezzatino, dividerlo in ciotole e servire per il pranzo.

Nutrizione: calorie 166, grassi 5.3, fibre 4.7, carboidrati 26.3, proteine 5.9

Mix di cavolo e manzo

Tempo di preparazione: 10 minuti
Tempo di cottura: 20 minuti
Porzioni: 4

Ingredienti:
- 1 testa di cavolo verde, sminuzzata
- ¼ di tazza di brodo di manzo a basso contenuto di sodio
- 2 pomodori a cubetti
- 2 cipolle gialle, tritate
- ¾ tazza di peperoni rossi, tritati
- 1 cucchiaio di olio d'oliva
- 1 libbra di manzo, macinata
- ¼ di tazza di coriandolo, tritato
- ¼ di tazza di cipolle verdi, tritate
- ¼ di cucchiaino di peperone rosso, schiacciato

Indicazioni:
1. Scaldare una padella con l'olio a fuoco medio, aggiungere la carne e le cipolle, mescolare e far rosolare per 5 minuti.
2. Aggiungere la verza e gli altri ingredienti, mescolare, cuocere per 15 minuti, dividere in ciotole e servire per il pranzo.

Nutrizione: calorie 328, grassi 11, fibre 6,9, carboidrati 20,1, proteine 38,3

Stufato di maiale e fagiolini

Tempo di preparazione: 5 minuti
Tempo di cottura: 8 ore e 10 minuti

Porzioni: 4

Ingredienti:

- 1 libbra di carne di maiale in umido, a cubetti
- 1 cucchiaio di olio d'oliva
- ½ libbra di fagiolini, mondati e tagliati a metà
- 2 cipolle gialle, tritate
- 2 spicchi d'aglio, tritati
- 2 tazze di brodo di manzo a basso contenuto di sodio
- 8 once di salsa di pomodoro
- Un pizzico di pepe nero
- Un pizzico di pimento, macinato
- 1 cucchiaio di rosmarino tritato

Indicazioni:

1. Scaldare una padella con l'olio a fuoco medio-alto, aggiungere la carne, l'aglio e la cipolla, mescolare e far rosolare per 10 minuti.
2. Trasferiscilo in una pentola a cottura lenta, aggiungi anche gli altri ingredienti, metti il coperchio e cuoci a fuoco basso per 8 ore.
3. Dividete lo spezzatino in ciotole e servite.

Nutrizione: calorie 334, grassi 14,8, fibre 4,4, carboidrati 13,3, proteine 36,7

Zuppa Crema Di Zucchine

Tempo di preparazione: 10 minuti
Tempo di cottura: 20 minuti
Porzioni: 4

Ingredienti:

- 1 cucchiaio di olio d'oliva
- 1 cipolla gialla, tritata
- 1 cucchiaino di zenzero, grattugiato
- 1 libbra di zucchine, tritate
- 32 once di brodo di pollo a basso contenuto di sodio
- 1 tazza di crema al cocco
- 1 cucchiaio di aneto, tritato

Indicazioni:

1. Riscaldare una pentola con l'olio a fuoco medio, aggiungere la cipolla e lo zenzero, mescolare e cuocere per 5 minuti.
2. Aggiungere le zucchine e gli altri ingredienti, portare a ebollizione e cuocere a fuoco medio per 15 minuti.
3. Frullare con un frullatore ad immersione, dividere in ciotole e servire.

Nutrizione: calorie 293, grassi 12,3, fibre 2,7, carboidrati 11,2, proteine 6.4

Insalata di gamberi e uva

Tempo di preparazione: 5 minuti
Tempo di cottura: 0 minuti
Porzioni: 4

Ingredienti:

- 2 cucchiai di maionese a basso contenuto di grassi
- 2 cucchiaini di peperoncino in polvere
- Un pizzico di pepe nero
- 1 libbra di gamberetti, cotti, pelati e sgusciati
- 1 tazza di uva rossa, tagliata a metà
- ½ tazza di scalogno, tritato
- ¼ di tazza di noci tritate
- 1 cucchiaio di coriandolo tritato

Indicazioni:

1. In un'insalatiera, unire i gamberi con il peperoncino in polvere e gli altri ingredienti, mescolare e servire a pranzo.

Nutrizione: calorie 298, grassi 12,3, fibre 2,6, carboidrati 16,2, proteine 7,8

Crema di carote alla curcuma

Tempo di preparazione: 5 minuti
Tempo di cottura: 25 minuti
Porzioni: 4

Ingredienti:
- 2 cucchiai di olio d'oliva
- 1 cipolla gialla, tritata
- 1 libbra di carote, sbucciate e tritate
- 1 cucchiaino di curcuma in polvere
- 4 gambi di sedano, tritati
- 5 tazze di brodo di pollo a basso contenuto di sodio
- Un pizzico di pepe nero
- 1 cucchiaio di coriandolo tritato

Indicazioni:
1. Riscaldare una pentola con l'olio a fuoco medio, aggiungere la cipolla, mescolare e far rosolare per 2 minuti.
2. Aggiungere le carote e gli altri ingredienti, portare a ebollizione e cuocere a fuoco medio per 20 minuti.
3. Frullare la zuppa con un frullatore ad immersione, versare un mestolo nelle ciotole e servire.

Nutrizione: calorie 221, grassi 9.6, fibre 4.7, carboidrati 16, proteine 4.8

Zuppa di manzo e fagioli neri

Tempo di preparazione: 10 minuti
Tempo di cottura: 1 ora e 40 minuti

Porzioni: 4

Ingredienti:
- 1 tazza di fagioli neri in scatola, senza sale aggiunto e scolati
- 7 tazze di brodo di manzo a basso contenuto di sodio
- 1 peperone verde, tritato
- 1 cucchiaio di olio d'oliva
- 1 libbra di carne di manzo in umido, a cubetti
- 1 cipolla gialla, tritata
- 3 spicchi d'aglio, tritati
- 1 peperoncino tritato
- 1 patata a cubetti
- Un pizzico di pepe nero
- 1 cucchiaio di coriandolo tritato

Indicazioni:
1. Riscaldare una pentola con l'olio a fuoco medio, aggiungere la cipolla, l'aglio e la carne e far rosolare per 5 minuti.
2. Aggiungere i fagioli e il resto degli ingredienti tranne il coriandolo, portare a ebollizione e cuocere a fuoco medio per 1 ora e 35 minuti.
3. Aggiungere il coriandolo, versare la zuppa nelle ciotole e servire.

Nutrizione: calorie 421, grassi 17,3, fibre 3,8, carboidrati 18,8, proteine 23,5

Ciotole di salmone e gamberetti

Tempo di preparazione: 10 minuti
Tempo di cottura: 13 minuti
Porzioni: 4

Ingredienti:

- ½ libbra di salmone affumicato, disossato, senza pelle e tagliato a cubetti
- ½ libbra di gamberetti, pelati e puliti
- 1 cucchiaio di olio d'oliva
- 1 cipolla rossa, tritata
- ¼ di tazza di pomodori, a cubetti
- ½ tazza di salsa delicata
- 2 cucchiai di coriandolo tritato

Indicazioni:

1. Scaldare una padella con l'olio a fuoco medio-alto, aggiungere il salmone, mescolare e cuocere per 5 minuti.
2. Aggiungere la cipolla, i gamberi e gli altri ingredienti, cuocere per altri 7 minuti, dividere in ciotole e servire.

Nutrizione: calorie 251, grassi 11,4, fibre 3,7, carboidrati 12,3, proteine 7,1

Salsa Di Pollo E Aglio

Tempo di preparazione: 5 minuti
Tempo di cottura: 20 minuti
Porzioni: 4

Ingredienti:
- 1 cucchiaio di olio d'oliva
- 1 cipolla gialla, tritata
- Un pizzico di pepe nero
- 1 libbra di petti di pollo, senza pelle, disossati e tagliati a cubetti
- 4 spicchi d'aglio, tritati
- 1 tazza di brodo di pollo a basso contenuto di sodio
- 2 tazze di crema al cocco
- 1 cucchiaio di basilico tritato
- 1 cucchiaio di erba cipollina tritata

Indicazioni:
1. Scaldare una padella con l'olio a fuoco medio-alto, aggiungere l'aglio, la cipolla e la carne, mescolare e far rosolare per 5 minuti.
2. Aggiungere il brodo e il resto degli ingredienti, portare a ebollizione e cuocere a fuoco medio per 15 minuti.
3. Dividete il composto tra i piatti e servite.

Nutrizione: calorie 451, grassi 16,6, fibre 9, carboidrati 34,4, proteine 34,5

Stufato di pollo e melanzane alla curcuma

Tempo di preparazione: 5 minuti
Tempo di cottura: 20 minuti
Porzioni: 4

Ingredienti:
- 1 libbra di petti di pollo, senza pelle, disossati e tagliati a cubetti
- 2 scalogni, tritati
- 1 cucchiaio di olio d'oliva
- 1 melanzana a cubetti
- 1 tazza di pomodori in scatola, senza sale aggiunto e schiacciati
- 1 cucchiaio di succo di lime
- Un pizzico di pepe nero
- ¼ di cucchiaino di zenzero, macinato
- 1 cucchiaio di coriandolo tritato

Indicazioni:
1. Riscaldare una pentola con l'olio a fuoco medio, aggiungere lo scalogno e il pollo e far rosolare per 5 minuti.
2. Aggiungere il resto degli ingredienti, portare a ebollizione e cuocere a fuoco medio per altri 15 minuti.
3. Dividi in ciotole e servi per il pranzo.

Nutrizione: calorie 441, grassi 14,6, fibre 4,9, carboidrati 44,4, proteine 16,9

Mix di pollo e indivia

Tempo di preparazione: 5 minuti
Tempo di cottura: 20 minuti
Porzioni: 4

Ingredienti:
- 1 libbra di cosce di pollo, disossate, senza pelle e tagliate a cubetti
- 2 indivia, sminuzzate
- 1 tazza di brodo di pollo a basso contenuto di sodio
- 1 cucchiaio di olio d'oliva
- 1 cipolla gialla, tritata
- 1 carota, affettata
- 2 spicchi d'aglio, tritati
- 8 once di pomodori in scatola, senza sale aggiunto, tritati
- 1 cucchiaio di erba cipollina tritata

Indicazioni:
1. Riscaldare una padella con l'olio a fuoco medio-alto, aggiungere la cipolla e l'aglio e far rosolare per 5 minuti.
2. Aggiungere il pollo e rosolare per altri 5 minuti.
3. Aggiungere il resto degli ingredienti, portare a ebollizione, cuocere per altri 10 minuti, dividere tra i piatti e servire.

Nutrizione: calorie 411, grassi 16,7, fibre 5,9, carboidrati 54,5, proteine 24

Zuppa di tacchino

Tempo di preparazione: 10 minuti
Tempo di cottura: 40 minuti
Porzioni: 4

Ingredienti:

- 1 petto di tacchino, senza pelle, disossato, a cubetti
- 1 cucchiaio di salsa di pomodoro, senza sale aggiunto
- 1 cucchiaio di olio d'oliva
- 2 cipolle gialle, tritate
- 1 litro di brodo di pollo a basso contenuto di sodio
- 1 cucchiaio di origano, tritato
- 2 carote, affettate
- 3 spicchi d'aglio, tritati
- Un pizzico di pepe nero

Indicazioni:

1. Riscaldare una pentola con l'olio a fuoco medio, aggiungere le cipolle e l'aglio e far rosolare per 5 minuti.
2. Aggiungere la carne e rosolarla per altri 5 minuti.
3. Aggiungere il resto degli ingredienti, portare a ebollizione e cuocere a fuoco medio per 30 minuti.
4. Versare la zuppa nelle ciotole e servire.

Nutrizione: calorie 321, grassi 14,5, fibre 11,3, carboidrati 33,7, proteine 16